STÉRILITÉ

CHEZ L'HOMME ET CHEZ LA FEMME

Son Traitement par la Méthode simple et naturelle

ET

TRAITEMENT DES MALADIES DE FEMMES

PAR LE

Docteur RENARD

DE LA FACULTÉ DE PARIS

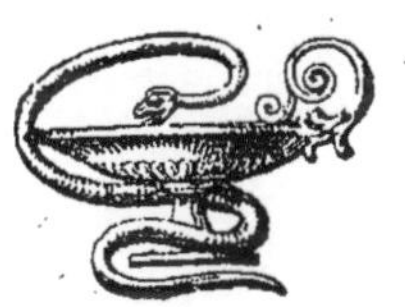

PARIS

IMPRIMERIE V. GOUPY ET JOURDAN

71, RUE DE RENNES, 71

—

1891

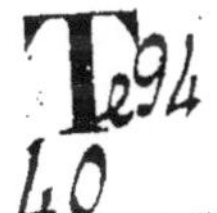

STÉRILITÉ

CHEZ L'HOMME ET CHEZ LA FEMME

Son Traitement par la Méthode simple et naturelle

ET

TRAITEMENT DES MALADIES DE FEMMES

PAR LE

Docteur RENARD

DE LA FACULTÉ DE PARIS

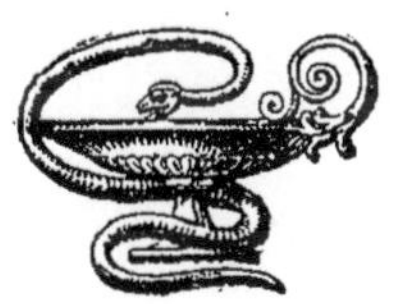

PARIS

IMPRIMERIE V. GOUPY ET JOURDAN

71, RUE DE RENNES, 71

—

1891

STÉRILITÉ

CHEZ L'HOMME ET CHEZ LA FEMME

Son Traitement par la Méthode simple et naturelle

ET

TRAITEMENT DES MALADIES DE FEMMES

———

Dans l'étude d'une question si grave et si délicate, permettez-nous de vous demander de laisser de côté toute espèce de pruderie plus ou moins puérile ; car nous vous dirons avec saint Augustin : « Si quelque personne se scandalise, qu'elle accuse plutôt sa propre impudicité que mes paroles, » ou, avec Montaigne : « Qu'a fait l'action génitale aux hommes, si naturelle, si nécessaire et si juste, pour n'en oser parler sans vergogne et pour l'exclure des propos sérieux et réglés ? »

Le mariage a pour but la perpétuation de l'espèce, l'homme et la femme s'unissent dans l'espoir d'avoir des enfants ; mais combien cet espoir est déçu, et combien il existe de ménages sans enfants ! Cette stérilité reconnaît pour causes, tantôt un défaut de l'homme, mais bien plus souvent un défaut de la femme. Dans notre clientèle il nous est arrivé souvent de rencontrer de ces ménages sans enfants, et par nos conseils nous avons eu le bonheur de faire surgir une nombreuse postérité.

Aussi permettez-nous de vous donner ces conseils, qui sont les fruits de nombreuses et sérieuses observations.

Nous étudierons donc la stérilité chez l'homme puis chez la femme.

STÉRILITÉ CHEZ L'HOMME

Nous ne parlerons pas des causes de stérilité par absence ou vice de conformation des organes mâles, nous admettons que ces organes sont bien constitués. Alors chez l'homme les causes de stérilité peuvent se réduire à deux : absence ou mauvaise santé des spermatozoïdes, c'est-à-dire des animalcules mâles, et obstacle à leur passage.

Il est de toute évidence que l'absence des animalcules générateurs dans le liquide mâle constitue une cause certaine de stérilité pour l'homme. Ces cas se présentent chez les personnes qui, dans leur jeunesse, ont eu des Orchites, c'est-à-dire des inflammations des testicules à la suite de blennorhagies mal soignées.

Aussi la première indication qui se présente dans un cas de stérilité est la recherche des spermatozoïdes dans le liquide mâle, il faut y constater leur présence, car un sperme sans spermatozoïdes vivants est par le fait infécond.

Un sperme peut renfermer des animalcules mâles et cependant n'être pas fécondant ; les spermatozoïdes peuvent être trop chétifs, manquer de vitalité, être plus ou moins atteints dans leur constitution intime, en un mot être malades, et par là même inféconds. Ces cas se présentent encore chez les personnes qui ont eu des affections des organes génito-urinaires ou des maladies diathésiques.

L'examen au microscope peut seul dévoiler la présence de ces petits êtres dans le liquide mâle et nous montrer leur état de force et de vie.

La deuxième cause la plus fréquente de stérilité chez

l'homme est l'obstacle apporté au passage du sperme. Pendant l'acte du coït, le sperme sort du canal de l'urèthre par éjaculations, c'est-à-dire par soubresauts. Il est bien évident qu'une cause qui diminue le calibre du canal est un obstacle au passage du sperme qui non seulement n'est plus lancé avec la même force, mais retourne en arrière ; et alors l'homme peut avoir toute la jouissance de l'éjaculation, sans en avoir la puissance, puisque, pour bien nous faire comprendre, il éjacule en dedans. Ces cas se présentent encore chez les personnes qui, à la suite de blennorhagies mal soignées, ont un retrécissement de l'urèthre. L'indication dans ce cas est de faire disparaître le rétrécissement par la dilatation avec les sondes.

Telles sont les principales causes de stérilité chez l'homme ; absence ou altération des spermatozoïdes, et obstacle à leur passage.

STÉRILITÉ CHEZ LA FEMME

Avant de rechercher les causes de stérilité chez la femme, stérilité qui, comme nous l'avons déjà dit, est bien plus fréquente que chez l'homme, il nous faut d'abord connaître la conformation de l'organe femelle et étudier l'acte de la fécondation.

L'organe femelle se nomme l'utérus ; c'est un organe creux, mesurant de 7 à 8 centimètres de longueur, 4 à 5 centimètres de largeur et 2 à 3 centimètres d'épaisseur ; il est triangulaire, et présente trois angles, deux supérieurs et un inférieur nommé col. Le col est percé d'un orifice, et se continue par le vagin, et le vagin par les organes extérieurs de la femme, c'est-à-dire les grandes et petites lèvres, cachées par les poils du pubis.

La semence femelle est sécrétée par les ovaires. Les ovaires sont deux petits organes placés de chaque côté de l'utérus, et reliés à lui par des canaux nommés trompes.

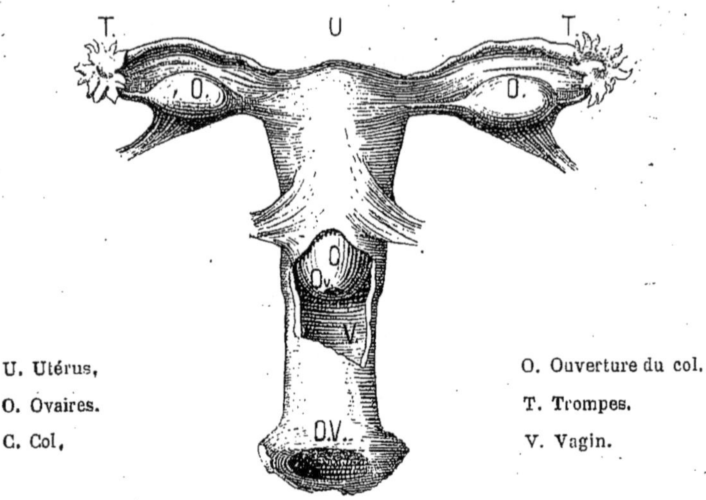

U. Utérus,

O. Ovaires.

C. Col,

O. Ouverture du col.

T. Trompes.

V. Vagin.

Maintenant que nous connaissons les organes femelles, nous allons étudier l'acte de la fécondation.

Les ovaires tous les mois sécrètent un petit œuf, nommé l'ovule; cet œuf se détache de l'ovaire, tombe dans la trompe, qui le conduit dans l'utérus; l'ovule reste dans l'utérus pendant un certain temps, et s'il n'est pas fécondé s'en va par le col avec les humeurs de la femme, et sort par le vagin. Tous les mois cette ponte de l'œuf coïncide avec un écoulement de sang, que l'on nomme les règles; aussi l'apparition des règles est un signe manifeste que la jeune fille est devenue femme, et est apte à concevoir.

Pendant l'acte du coït, par le fait de l'éjaculation, le sperme est déposé sur le col de l'utérus, l'arrose et le baigne; les spermatozoïdes ou animalcules mâles, en vertu de leur mouvement propre, et grâce à l'impulsion plus ou moins forte qui leur a été donnée, remontent par le col, qui, lui, d'autre part, sous l'influence du spasme utérin, s'entr'ouvre pour les recevoir et les aspire; là ils rencontrent l'ovule, ou animalcule femelle, le pénétrent et le fécondent. L'ovule fécondé se greffe sur une partie de la membrane interne de l'utérus, et alors commence une grossesse.

Tel est le mécanisme de la fécondation.

Comme vous le voyez, les causes de stérilité sont bien plus fréquentes chez la femme que chez l'homme; car non seulement celle-ci doit sécréter un germe mais il faut que ce germe parcoure un long trajet, pendant lequel il peut être détruit par des causes multiples; puis il faut que la femme conserve le germe mâle et enfin le produit de la conception pendant tout le temps de la grossesse.

Ainsi les causes de stérilité chez la femme sont multiples; elles peuvent tenir soit à une lésion des ovaires, des trompes, de l'utérus ou du vagin. Nous ne nous occuperons ni des affections des ovaires, des trompes ou de l'utérus, liées à des tumeurs ou autres maladies organiques, ce sont là des causes rares de stérilité, car ce sont des affections peu fréquentes. Mais comme nous l'avons déjà vu, l'utérus est l'organe le plus important chez la femme, c'est lui qui reçoit les germes mâles et femelles, préside aux actes de la génération, et amène le fœtus à son complet état de développement; c'est donc de lui que nous nous occuperons, car c'est lui qui doit attirer toute notre attention. Nous prendrons un utérus sain et bien conformé, et verrons comment cet organe peut s'altérer et devenir ainsi la cause la plus fréquente de stérilité.

L'utérus est suspendu dans la cavité abdominale par des cordons et ligaments qui l'immobilisent plus ou moins; il peut ainsi faire des mouvements, se porter en avant, en arrière, ou sur les côtés, et ainsi subir des déviations qui sont très importantes à connaître, car elles changent l'axe de la matrice, s'opposent à la pénétration du germe mâle, et deviennent ainsi une cause de stérilité.

Avant d'aller plus loin, qu'il nous soit permis de donner un conseil. L'utérus que nous avons vu si mobile est normalement incliné en avant, il a une tendance à se porter dans ce sens, et l'acte conjugal ne peut qu'augmenter encore cette prédisposition. Aussi à la jeune épouse nous conseillerons de porter une ceinture abdominale bien faite. Cette ceinture soutient la matrice, l'immobilise et ainsi l'empêche de subir cette déviation qui naît du fait même de l'acte conjugal. Pour nous servir d'une image qui dépeint bien notre pensée, nous voudrions voir déposer dans la corbeille de noces de la jeune mariée, ou plutôt voir figurer dans son trousseau cette ceinture si simple et cependant si utile et nous sommes persuadé que, si l'usage en était plus répandu, nous aurions bien moins à soigner de ces tristes affections de la femme qui sont les conséquences de la vie conjugale.

Nous nous chargeons de fournir des ceintures d'après les mesures qui sont indiquées à notre table.

Souvent un premier rapport trop impétueux est une cause de stérilité; les jeunes époux, dans les transports d'un premier rapprochement, se livrent à un coït qui peut amener de graves désordres. L'utérus, en effet, étant suspendu, comme nous venons de le voir, par des ligaments, qui le rendent plus ou moins mobile, peut, sous l'influence d'un coït trop violent, subir des déviations; la verge de l'homme, en heurtant avec plus ou moins de violence le col de la matrice, peut porter cette dernière soit en avant, en arrière, sur les côtés et amener ainsi des troubles plus ou moins sérieux. Ajoutez à cela cette mauvaise habitude du voyage de noces, qui augmente encore les fatigues de la jeune épouse, et il vous sera facile de comprendre qu'un jeune organe comme l'utérus, chez une jeune fille vierge, qui, jusque-là est resté au repos, calme et tranquille, se trouvant sous l'influence de l'orgasme vénérien subitement porté au paroxysme de la contraction, puisse subir dans sa constitution intime des lésions profondes et parfois incurables.

Aussi nous conseillerons aux jeunes époux d'être modérés dans leurs premiers rapprochements; et nous dirons au jeune homme, avant d'entrer dans le lit nuptial, de bien préparer les voies, de frapper à la porte avant d'entrer pour la voir s'ouvrir facilement devant lui, et une fois entré dans la place, de savoir se contenir; nous lui répéterons ce mot de Sedaine : « Jeune époux, n'approchez que religieusement et sagement de cette source de vie qu'on nomme la femme. »

De même un coït trop souvent répété est une cause de stérilité. Pour que le liquide mâle possède ses vertus prolifiques dans toutes leurs plénitudes il faut qu'il ait séjourné pendant quelque temps dans ses réservoirs naturels, qu'il y ait subi une élaboration convenable et qu'il y ait acquis une certaine maturité.

Mais dans l'espoir d'avoir des enfants, les jeunes époux s'acharnent à répéter l'acte conjugal, et l'homme, dans ses vains efforts, peut encore blesser la femme. Or, plus on répète le coït, plus le sperme est éjaculé, et moins il possède de propriétés génératrices. Aussi les jeunes époux feront bien d'être modérés dans leurs désirs, et loin de s'acharner à sacrifier sur l'autel de Vénus, feront mieux de rester au repos pendant quelque temps, pour que l'homme puisse y déposer une offrande digne et sérieuse.

Dans les rapports entre l'homme et la femme, il existe souvent un défaut d'harmonie entre les organes mâles et femelles ; ordinairement le pénis de l'homme est trop long pour la cavité vaginale de la femme ; et alors, à la longue, à la suite d'un commerce conjugal plus ou moins prolongé, l'organe femelle s'altère, subit ces déviations dont nous avons parlé, et il se fait ce que nous appellerons des fausses routes. Ces fausses routes font dévier l'axe de la cavité vaginale, la verge de l'homme s'engage par l'habitude dans ces fausses routes, et ne dépose plus le bol spermatique sur le col de l'utérus, mais, glissant sur le col, le porte, tantôt en avant, tantôt en arrière, ou sur les côtés, et les orifices de l'utérus et de l'urèthre ne se trouvant plus en contact, la semence mâle ne peut pénétrer dans l'utérus et féconder l'ovule femelle. Ainsi, par l'habitude, il se fait là un véritable infundibulum qui retient la semence et l'empêche de progresser dans la cavité de la matrice.

Or, le rapport entre l'homme et la femme, c'est-à-dire le coït, est ordinairement antéro-postérieur et (pardonnez-nous si nous sommes obligé d'entrer dans tous ces détails)

le coït se consomme, la femme étant dans la position horizontale et recevant l'homme étendu sur elle dans la même
position. Eh bien ! en changeant la situation pendant l'acte
du coït, en modifiant la position de l'homme et de la
femme, pendant qu'ils consomment l'acte conjugal, on
déplace par là même la position du membre viril et le col
de la matrice, on remet les organes mâles et femelles dans
leur axe, et ainsi on évite ces fausses routes ; par suite, la
semence est portée directement dans l'organe femelle.

La déviation la plus fréquente est l'anteversion.

L'anteversion est, comme nous l'avons vu, l'exagéra-
tion de la position normale de l'utérus ; dans ce cas, le
corps de la matrice est porté en avant, et le col est projeté
en arrière, dans un sens diamétralement opposé à la pro-
jection naturelle du sperme. Elle s'annonce par le besoin
fréquent d'uriner, car la matrice, basculant en avant, comprime la vessie qui, alors, ne peut retenir l'urine.

L'usage d'une ceinture abdominale bien faite pour maintenir et comprimer, repousser même le bas-ventre, est
prescrit en pareil cas, comme le meilleur moyen de s'op-
poser aux progrès de cette déviation.

Autrefois, on ne manquait pas d'appliquer un anneau
ou un pessaire sur le col pour l'empêcher de se porter en
arrière et le maintenir au centre. Mais ce corps étranger se
déplace facilement, et les inconvénients de son contact sur
les parties ont fait renoncer à son emploi comme absolument inefficace.

La femme atteinte d'anteversion devra conserver son
urine le plus longtemps possible avant le coït, car alors la
vessie pleine ou distendue repousse la matrice en arrière et
la remet dans son axe. Ce mécanisme ramène d'autant
plus le col dans l'axe du vagin, que la femme élève le
siège en fléchissant les cuisses le plus possible. Elle a plus
de chances d'être fécondée dans cette position, quand le
mari s'est frayé une fausse route dans ce sens, et a creusé
un pied-à-terre où le sperme est éjaculé.

La femme doit donc choisir cette position spéciale dans
ses rapprochements conjugaux, après être restée cinq à
six heures sans uriner. Cette tolérance de la vessie est

rendue plus facile par la chaleur et le séjour prolongé au lit. Un grand bain d'eau tiède, pris par précaution avant de se coucher, peut favoriser cette tolérance, quand la vessie est très irritable.

Un artifice particulier de la femme peut encore contribuer à la fécondation. C'est un mouvement d'élévation, un saut du bassin en haut, au moment même de l'éjaculation, en exagérant le spasme naturel de la matrice pour la recevoir. Les deux orifices étant mis par cette manœuvre dans un rapport plus immédiat, il y a autant de chances que la fécondation s'effectue. Les femmes adroites au coït et intéressées à des rapprochements stériles empêchent qu'elle n'ait lieu par un mouvement opposé, détruisant le parallélisme des deux ouvertures. C'est au mari d'y répondre en se dirigeant surtout en bas.

Par ces efforts réciproques, bien entendus, combinés et exécutés, la fécondation naturelle doit en résulter presque sûrement.

La retroversion est, comme son nom l'indique, tout le contraire de l'anteversion. Au lieu de tomber en avant, le corps de la matrice se porte en arrière et le col bascule en avant.

Elle s'annonce par une douleur locale, et surtout par le fait que la souffrante n'éprouve pas de soulagement en étant couchée sur le dos ; la douleur se calme, au contraire, quand la femme est couchée sur le ventre.

La stérilité alors résulte de la fausse route que le pénis se fraye sous le col relevé.

A la femme atteinte de retroversion, nous conseillons le coït *more animalium*, la femme étant sur les genoux et appuyée sur les coudes. Dans ce cas, la matrice, qui était portée en arrière, par le fait de cette position, bascule en avant, et l'axe est rétabli. Après le coït, l'homme ne doit pas se retirer immédiatement, mais il faut laisser pendant quelques instants le pénis dans le vagin, de façon à favoriser la pénétration du sperme dans l'utérus, et la femme devra conserver aussi longtemps que possible la position qu'elle avait pendant l'acte sexuel, pour permettre la provigression du sperme vers les parties profondes.

On peut encore pratiquer le coït, la femme étant assise sur le mari ; on arrive ainsi au même résultat, en ayant l'avantage de ne pas fatiguer la femme et de permettre une copulation plus en rapport avec les usages.

On pourra encore avoir des rapports normaux, mais la femme devra rester quelques jours sans aller au cabinet ; dans ce but, elle devra manger beaucoup de riz, œufs, et même le soir prendre une petite pilule de 2 centigrammes d'opium. Dans ce cas les matières en s'agglomérant distendent le rectum, repoussent la matrice en avant, et la remettent dans son axe.

Comme nous l'avons dit, la matrice peut se porter sur les côtés, alors on a des déviations latérales, des lateroversions. Celles-ci sont bien plus rares que les premières. Celle que l'on rencontre le plus souvent est la lateroversion droite, le corps de l'utérus bascule à droite et le col est projeté à gauche ; dans la lateroversion gauche le corps de l'utérus bascule à gauche et le col est porté à droite. Ces déviations s'annoncent surtout par des douleurs, un engourdissement dans le membre qui correspond au côté de la déviation, ces douleurs sont dues à la compression des nerfs par la masse de l'utérus dévié.

Dans le cas de lateroversion droite nous donnons le conseil suivant : la femme est couchée horizontalement, l'homme s'étend à son côté droit et pratique le coït latéralement, c'est-à-dire en plaçant une jambe entre celles de la femme ; en même temps la femme se porte sur le côté gauche. Dans cette position la matrice, qui basculait à droite, incline à gauche par le fait de son poids, et retombe dans l'axe ; on évite ainsi la fausse route que l'on suivait et l'orifice du gland se trouve immédiatement en contact avec l'orifice utérin. Dans le cas de lateroversion gauche, l'homme se place à gauche de la femme et pratique le coït latéralement en inclinant la femme sur le côté droit.

De même que dans les autres positions il faudra avoir soin de laisser le pénis dans le vagin, post coïtum.

L'obésité peut aussi favoriser la stérilité par le poids exercé par la masse intestinale chargée de graisse sur la matrice, qui alors subit des déviations. C'est ainsi qu'on explique la stérilité des femmes chargées d'embonpoint. Nous allons donner le traitement de l'obésité, ou la manière de se faire maigrir à volonté d'après la méthode suivante :

1º Prendre au milieu du repas de midi, dans un 1/2 verre d'eau sucrée, une cuillerée à café de notre solution dépurative ; avoir soin de la prendre quand on a commencé à manger, et continuer après, mais ne jamais la prendre à jeun.

2º Prendre, un jour par semaine, le matin, à jeun, 2 de nos pilules dépuratives, et rester à la diète toute la matinée.

3º Prendre le plus d'exercice possible.

4º Comme alimentation choisir : les viandes rôties, éviter les graisses (fritures, ragoûts, etc.) ; comme légumes, prendre de préférence les légumes verts, pas ou peu de farineux ni de féculents ; comme pain, peu de mie mais de la croûte ou du pain grillé; comme boisson, pas d'eau pure, mais du vin coupé avec de l'eau de Vichy, que l'on prépare en faisant dissoudre une cuillerée à café de sel de Vichy ou bicarbonate de soude dans un litre d'eau.

Ce traitement ne doit être suivi que par les personnes fortes et grasses, et d'après la méthode suivante : avant de commencer le traitement, on se pèse ; on suit le traitement ci-dessus indiqué pendant un mois; après ce mois, on se pèse à nouveau, et on voit de combien de livres on a maigri; on cesse le traitement pendant un mois ; on recommence à nouveau, par des alternatives de repos et traitement, à se faire maigrir progressivement, jusqu'à ce qu'on soit arrivé au poids voulu. Une fois arrivé au poids déterminé, on se pèse de temps en temps, et l'on se met au traitement aussitôt que l'on constate une augmentation de poids. Aussi, comme on voit, ce traitement ne doit pas être fait à l'aveuglette, mais avec méthode et en se guidant sur des pesées successives.

En parlant de l'obésité, nous allons donner en passant un conseil qui pourra rendre de grands services. Très souvent les personnes grasses ont de grandes démangeaisons sur différentes régions du corps, mais surtout aux parties, démangeaisons qui les poussent à se déchirer, à se gratter jusqu'au sang. On fera disparaître subitement ces démangeaisons, ces sensations de cuisson, en faisant usage de notre liniment calmant d'après la manière suivante : on fera 2 à 3 fois par jour, plus souvent si c'est nécessaire, des lotions avec notre liniment employé soit pur, soit étendu d'eau, si son contact cause une sensation de brûlure, dans la proportion de moitié eau tiède, moitié liniment calmant.

Quelquefois le défaut d'harmonie ne tient pas à ce que l'organe de l'homme est trop long, mais, au contraire, à ce que la cavité vaginale de la femme est trop profonde pour l'organe mâle, et alors la semence de l'homme ne peut arriver jusqu'au col de la matrice. Dans ce cas nous donnons le conseil suivant : Préparer un petit tampon de ouate, l'entourer d'un linge fin et le lier avec un fil assez fort et assez long.

Après le coït, la femme reste dans la position horizontale, le mari introduit doucement avec sa main le petit sachet dans le vagin et le pousse avec le doigt le plus loin possible en ayant soin de laisser pendre au dehors les bouts du fil. La femme doit rester au repos horizontal pendant 8 à 10 heures ; après ce temps, elle retire le tampon en tirant sur les extrémités du fil. Le tampon agit en repoussant le liquide jusqu'au col, qui s'entr'ouvre pour le recevoir.

Ainsi nous avons vu que le pénis de l'homme peut être trop long ou trop court ; mais, bien souvent, surtout dans les cas de stérilité ancienne, la cavité vaginale de la femme est trop large pour l'organe mâle ; elle est trop lâche, et ne le comprime pas suffisamment ; alors le liquide générateur s'écoule au dehors et revient à la vulve. Dans ce cas, il faut diminuer la capacité du vagin, en rétrécir la cavité en tonifiant les parois.

Dans ce but, nous conseillons de prendre matin et soir une injection à une température douce avec notre poudre. On prépare l'injection en mettant une cuillerée à café de poudre pour un litre d'eau ordinaire.

Dans d'autres cas, la stérilité chez la femme tient à ce

que l'organe femelle est enflammé, il sécrète alors des liquides acides qui tuent les animalcules mâles. Ces sécrétions sont appelées des flueurs blanches ; elles tiennent à plusieurs causes, mais le plus souvent elles sont les suites du manque d'hygiène ou d'une hygiène mal entendue.

La Rochefoucault a dit : « La propreté est au corps ce que l'amabilité est à l'âme » ; et Bacon, avant lui, appelait la propreté « la chasteté du corps. » Nous dirons plus : la propreté est indispensable à l'état de santé, c'est elle qui entretient la bonne constitution des organes et leur parfait fonctionnement.

Comme nous l'avons vu, de par son organisation, la femme a tous les mois un écoulement désigné du nom de règles. Celles-ci s'accompagnent de sécrétions plus ou moins abondantes qui peuvent rester dans la cavité vaginale attachées aux parois, et amener chez certaines personnes de véritables états maladifs. Il est donc important de déterger l'organe femelle des produits qu'il a sécrétés, car à la longue ces produits peuvent l'enflammer et amener ainsi des flueurs blanches.

Dans cette triste affection, le traitement doit être local et général.

Comme traitement local, nous conseillons de prendre, matin et soir, une injection froide en été et tiède en hiver, avec l'eau préparée en mettant une cuillerée à café de notre poudre dans un litre d'eau.

En parlant d'injections, nous ferons remarquer qu'on en abuse trop maintenant ; on fait des injections quelconques avec des liquides plus ou moins acides ou forts et partant des plus irritants, et à toutes les époques. On arrive ainsi à un résultat tout autre que celui qu'on cherche à obtenir, car, très souvent, ce sont ces injections irritantes qui sont la cause de ces sécrétions et qui les entretiennent. D'autre part, il ne faut pas prendre des injections immédiatement après les règles, elles pourraient à ce moment produire une grande inflammation.

Enfin les injections ont un grave défaut, et qu'on comprendra facilement.

Ces injections sont faites avec des instruments de formes plus ou moins variées, mais qui tous reposent sur ce principe : d'envoyer un jet assez fort pour débarrasser la matrice de toutes les sécrétions qu'elle contient. Or, ce jet, en venant frapper le col de la matrice, peut produire un choc assez fort pour faire contracter l'utérus qui est un organe essentiellement contractile, et si l'utérus contient un germe nouvellement déposé, ce choc peut suffire pour faire expulser le produit de la conception.

Comme on voit, les injections peuvent être un véritable danger, si elles sont faites trop tôt ; aussi nous rejetons toujours l'emploi des injections immédiatement après les règles, alors que l'on cherche un coït fécondant. Nous les autorisons pendant l'époque intermenstruelle, alors elles rendent de grands services, à condition toutefois, comme nous l'avons déjà dit, qu'elles ne soient pas irritantes ; mais dans les quelques jours qui suivent les règles, par hygiène, nous conseillons de prendre de préférence un bain tiède d'après la méthode que nous allons expliquer.

Les bains ont toujours été en grand usage chez tous les peuples. Il est inutile de citer la coutume ancienne qui voulait qu'on offre un bain à son hôte avant de prendre le repas. Maintenant les bains prennent dans l'art de guérir une importance inconnue jusqu'alors et sur laquelle nous ne pouvons pas nous étendre. Notre corps, en effet, est composé de divers organes, qui sont formés par une agglomération de cellules, lesquelles naissent, vivent, travaillent et meurent. Ces cellules, après leur mort, forment de sécrétions qui, si elles n'étaient éliminées, encrasseraient l'organisme et formeraient différents dépôts morbides. Un des grands courants par lesquels s'éliminent ces produits est fourni par l'appareil cutané. La peau, en effet, est garnie d'une infinité de trous, nommés pores, par lesquels s'éliminent les produits de sécrétion ; or, ces produits forment des poussières qui peuvent obstruer ces petits orifices et ainsi les empêcher de fonctionner. Il est donc de toute importance de tenir ces pores ou voies éliminatrices dans un état de propreté parfaite. C'est là le but qu'on obtient par les bains.

Si les bains sont utiles à tout le monde, en général, leur utilité est surtout indiquée dans l'hygiène de la femme.

Mais la matrice est située profondément, l'eau ne peut arriver à elle ; aussi, pour porter le liquide jusqu'à cet organe, nous conseillons de se servir de notre instrument, que nous nommons canule vaginale. C'est un petit instrument en bois dur, creux, percé de trous sur tout son pourtour, il mesure les dimensions du vagin ; les nombreux trous permettent au liquide de pénétrer jusqu'au col de l'utérus, et mettent toute la cavité vaginale en contact avec l'eau du bain.

Il est d'un usage facile ; pendant le bain, la femme introduit doucement l'instrument qui pénètre facilement dans le vagin : elle le retourne de temps en temps de manière à mettre toutes les parties en contact avec l'eau, et elle le garde pendant toute la durée du bain, qui sera de 20 minutes environ.

Nous conseillons de prendre de deux à quatre bains entre les époques. Si l'usage si simple de ces bains vaginaux était plus répandu, nous aurions à soigner bien moins de maladies de femmes, de ces tristes affections qui sont souvent la misère, la ruine d'un jeune ménage, et qui, presque toujours, sont les conséquences de manque de soins, de négligence, voire même d'une certaine timidité qui fait que la femme n'ose pas laisser examiner ses organes. Or, nous offrons avec notre appareil un moyen facile et certain d'éviter tous ces ennuis, tous ces dangers.

Dans le cas qui nous occupe, c'est-à-dire chez une personne qui a des flueurs blanches, nous conseillons de prendre notre bain topique ; ce bain se prépare en jetant le contenu du flacon dans l'eau du bain. Ce bain possède des propriétés astringentes et pourra cautériser les petites ulcérations qui se produisent toujours chez les personnes atteintes de pertes blanches. On devra avoir soin de prendre un récipient en bois, baignoire ou cuvier, car notre préparation pourrait altérer la baignoire en métal. Notre canule trouve ici encore son avantage, car, étant en bois, elle ne peut être altérée par l'eau du bain. A la campagne, où l'usage des bains est plus difficile, on pourra remplacer le bain général par le bain de siège et agir de la même manière.

Pour nous résumer, chez une personne atteinte de flueurs blanches, nous conseillons comme traitement local :

1° Des injections chaque jour avec notre poudre alcaline, à la dose d'une cuillerée à café pour un litre d'eau.

2° Des bains généraux ou de [siège avec notre canule vaginale, bains préparés avec notre solution topique, à la dose de 2 à 4 bains entre les époques.

Le traitement doit aussi être général ; il faut fortifier l'organisme, car en somme ces pertes sont la conséquence de la faiblesse, de l'appauvrissement du sang, les sécrétions épuisent l'organisme, usent de plus en plus la santé, et peuvent causer des désordes graves, si on ne les arrête. Nous conseillons alors de prendre :

1° Nos pilules toniques, à la dose de 2 à chaque repas.

2° Nos granules apéritifs, à la dose de 1 avant chaque repas.

Ces deux préparations ne vont pas l'une sans l'autre, elles se complètent. L'action des granules est d'augmenter l'appétit, et celle des pilules de refaire le sang ; sous l'influence de ce traitement peu à peu l'appétit revient, les digestions se font mieux, la malade augmente de poids, sa mine et son teint reviennent et les écoulements diminuent pour cesser au bout d'un certain temps.

On devra en même temps suivre un régime fortifiant, s'entraîner tous les jours à prendre un plus grand exercice et surtout éviter la station assise trop prolongée. En cas de constipation on prendra des lavements répétés de temps en temps, à l'eau de graines de lin, ou de racines de guimauve, ou à l'eau de son, etc.

Au moment des époques on cessera tout traitement pour recommencer ensuite. Comme les affections de matrice sont ordinairement longues, on devra continuer le traitement pendant un certain temps, des mois même, en ayant soin d'interrompre en cas de gêne ou de fatigue.

Chez les personnes très nerveuses nous conseillons en outre de prendre le soir en se couchant notre solution calmante. Pour ne pas irriter l'estomac, et lui causer de la fatigue, surtout chez les personnes qui ont des digestions difficiles et des crampes d'estomac, nous ordonnons de prendre notre solution en lavement de la manière suivante : se servir d'une petite poire en caoutchouc, avec laquelle on donne les lavements aux enfants (car un clysopompe serait trop grand, le liquide se perdrait dans le tuyau, ou il faudrait mettre une trop grande quantité de liquide et la malade ne pourrait le garder), mettre 2 cuillerées à bouche de la solution dans 1/2 verre d'eau tiède, aspirer le liquide avec la poire et le donner en lavement, en comprimant la poire. On répète cela sans inconvénient chaque soir en se couchant ; et les malades qui souffrent des nerfs trouveront dans ce traitement un soulagement immédiat.

Enfin si l'apparition des règles coïncidait avec de grandes douleurs dans les reins et dans le ventre, on prendrait nos capsules emménagogues, qui ont la propriété de faire disparaître ces douleurs. On les administre à la dose de 3 par jour, une le matin, à midi et le soir avec une tasse de tisane de tilleul chaude, pendant les trois jours qui précèdent l'époque présumée des règles, et l'on cesse aussitôt leur apparition. La dose ordinaire est de 3 pendant trois jours, c'est-à-dire 9 à chaque époque. Nos capsules sont très utiles et donnent les résultats les plus heureux non seulement chez les femmes, mais encore chez les jeunes filles qui ont des règles difficiles.

Quelquefois les règles sont tellement abondantes, qu'elles sont un véritable danger ; ces cas se présentent chez les femmes au moment de la ménopause, c'est-à-dire à l'époque de la cessation des règles. De même qu'il ne faut pas empêcher cet écoulement, de même il ne faut pas qu'il vienne en trop grande abondance, car alors il pourrait trop affaiblir et devenir ainsi une cause de maladie. Dans ces conditions, on devra, pendant les deux premiers jours, ou au moins le premier jour, rester au repos horizontal, puis, si l'écoulement continue à venir en trop grande quantité, on prendra trois cuillerées à bouche par jour de notre solution hémostatique, une le matin, à midi et le soir entre les repas.

Les injections nous amènent naturellement à parler de la stérilité volontaire. En France c'est le genre et le bon ton de ne plus avoir d'enfants : aussi la population de la France diminue et diminue d'une manière tellement grave que les législateurs cherchent à intervenir par des lois pour arrêter le mal et empêcher notre race de disparaître. Nous autres, médecins, nous pouvons beaucoup faire pour combattre ce péril, en avertissant les époux des dangers auxquels ils s'exposent en évitant les fins du mariage par des manœuvres plus ou moins dangereuses.

Le mariage, en effet, est le grand régulateur des besoins sexuels, car en excluant l'attrait de la nouveauté, il met l'homme à l'abri des excitations factices. L'union conjugale serait donc une source d'heureuse fécondité sans une pratique qui, en se généralisant, est devenue un fléau de notre époque. Cette pratique est celle qui attira la malédiction de Dieu sur Onan, on l'appelle le péché d'Onan, ou Onanisme ; il consiste à ne pas consommer l'acte conjugal jusqu'à sa fin, l'homme se retire avant l'éjaculation, il éjacule en dehors, et le sperme tombe en dehors du vagin.

Cette manœuvre, dont les anciens avaient entrevu les funestes effets, puisqu'à Rome les futurs époux étaient obligés d'affirmer par serment devant les censeurs que leur intention était de procréer, cette manœuvre, disons-nous, est considérée par les physiologistes comme jouant un rôle immense dans la dégradation de l'espèce humaine.

Le coït n'est rien, en effet, s'il n'est pas suivi de l'éjaculation ou émission du sperme, qui en est le but et la fin normale, l'accomplissement régulier ; sans ce complément nécessaire, obligé, il reste anormal, incomplet, frustre. Le frottement des muqueuses par un baiser en produirait autant.

Après l'éréthisme, l'ébranlement imprimé à tout le système nerveux local et général des deux conjoints par les attouchements, le contact immédiat, la turgescence de leurs organes génitaux et l'exaltation cérébrale résultant d'une copulation plus ou moins prolongée, la détente produite par cette émission est aussi indispensable à l'homme qu'à la femme, par l'impression bienfaisante qu'elle éprouve de sa réception.

De là, le bien-être, le repos, la satisfaction de tout le corps qui s'ensuit de part et d'autre, et le sommeil profond et réparateur en résultant d'ordinaire.

Les jeunes époux, au lieu d'écouter cette douce loi de la nature qui les porte l'un vers l'autre, ces jeunes époux, forts, vigoureux et féconds, s'astreignent volontairement à rendre leurs rapports stériles, en réprimant les plus doux sentiments, en violentant les sensations les plus délectables, exclusivement afin de ne pas avoir d'enfants. Ils rendent leur rapport incomplet par la précaution, la prudence qu'ils prennent de se faire violence. Au lieu de se rapprocher plus intimement, comme toutes leurs sensations réciproques les y portent impérieusement, ils se font violence en se séparant brusquement au moment de l'éjaculation. La stérilité est donc absolue si l'émission du sperme a lieu en dehors. Mais celle-ci est si rapide, inopinée, et indépendante de la volonté, qu'elle peut s'opérer, dans ces conditions anormales surtout, sans en donner une perception bien nette. D'où la difficulté de savoir au juste ce qui s'est passé, ni à quoi s'en tenir, et l'impossibilité d'accomplir cette émission avec sécurité. Des grossesses fréquentes surviennent ainsi malgré ces précautions, mais ces grossesses frustres, non voulues, amènent ordinairement des enfants chétifs, délicats et malingres.

Mais un grave danger menace la femme, c'est la perturbation de son système nerveux, résultant de cette séparation imprévue, subite, inopinée. L'homme n'a pas à redouter le même accident, dès qu'il s'exonère. Il le détermine fatalement, au contraire, chez sa compagne, en la laissant en proie aux angoisses spasmodiques de ses nerfs et de ses organes surexités. C'est l'état d'un affamé auquel on présenterait des aliments, que ses yeux et son palais convoitent, que ses lèvres ont saisis et que l'on retirerait brusquement de sa bouche, après avoir alléché son appétit, sa faim. Avec son extrême impressionnabilité, la femme doit suspendre, arrêter, refréner immédiatement toutes ses sensations, ses impressions, ses sentiments amoureux, ne pas s'y livrer et rester, comme le marbre, un corps inerte, servant à la satisfaction d'autrui. Mais c'est demander l'impossible à notre pauvre nature humaine. Aussi peu de femmes échappent par là aux névroses, aux névralgies consécutives. Une foule de névropathies multiformes ne reconnaissent pas d'autre cause. Tels sont les symptômes hystériques si fréquents chez les femmes mariées, par suite des habitudes vicieuses de leurs maris.

L'homme peut juger facilement de ce qui se passe chez la femme en pareil cas, par ce qu'il éprouve lui-même quand, après une vive excitation érotique, l'éjaculation n'est pas le dénouement d'une érection prolongée. Tous les sens en sont troublés, dérangés. Comme chez lui, le spasme cynique n'est complet et physiologique chez la femme que par la réception, l'influence locale et sédative du sperme. Il est nécessaire, pour calmer l'excitation de tout l'appareil génital, et apporter, semblable à une rosée bienfaisante, la fraîcheur à des ardeurs trop dévorantes. Dès que son influence antispasmodique ne vient pas calmer la matrice au moment de sa plus grande exaltation, obligée de s'éteindre, s'épuiser dans les propres tressaillements de l'organe, il en résulte des congestions dans son tissu, celui du col en particulier, et une surexcitabilité morbide de tout l'appareil génital.

Une deuxième manière d'arriver à la stérilité volontaire consiste à placer un obstacle matériel entre les deux orifices des conjoints. L'homme se garnit préalablement d'un condom, espèce de bourse imperméable, dans laquelle le pénis est introduit pour retenir le sperme, ou bien la femme obture, bouche l'ouverture de la matrice en introduisant une éponge fine ou un tampon au fond du vagin. Mais ces obstacles gênants, incommodes, en rendant le contact des organes incomplet, diminue la volupté recherchée, sans assurer absolument la stérilité du coït. Que l'éponge se dérange ou que l'enveloppe se déchire, ce qui arrive sou-

vent, et la fécondation peut avoir lieu comme à l'ordinaire.
Elle est d'autant plus probable et fréquente dans ces rapports frauduleux, dérobés, que le coït est plus long et
répété. En se croyant à l'abri de tout accident, on le pro-
longe et on le renouvelle à satiété et excès, le cœur n'étant
pas plus satisfait que les sens rassasiés. On se livre avec
une sorte de frénésie à ces plaisirs frustres, sans résultats,
jusqu'à ce que la douleur, la cuisson s'ensuive.

Enfin on pourra encore provoquer la stérilité volontaire,
en prenant immédiatement après le coït des injections
avec des liquides plus ou moins acides et forts. Mais
alors ces liquides acides provoquent une très vive irrita-
tion sur cette muqueuse qui vient d'être excitée, conges-
tionnée, et causent fatalement des inflammations des plus
rebelles, avec tous les écoulements qui les accompagnent.

Telles sont les causes de la fréquence actuelle des maladies de la matrice. Détourné de son rôle naturel de la génération, alors que sa fonction et sa faculté procréatrice
sont surexcitées, cet organe et ces annexes produisent des
tumeurs, comme les polypes, les kystes, etc. D'après cer-
tains auteurs, le cancer de la matrice résulte même directement des fraudes conjugales, parce que le col, tenu en
érection pour recevoir et aspirer le fluide séminal dans sa
bouche béante, n'est pas arrosé de ce liquide dont la chaleur et l'influence spéciale sont de le calmer.

Outre les troubles et les accidents locaux déjà signalés,
des maladies graves sont d'ailleurs. les suites inévitables
de ces attentats à la génération. La menstruation se trou-
ble et se dérange infailliblement.

Ce sont des hémorrhagies ou pertes profuses chez les
femmes sanguines ; des écoulements blancs, des leucor-
rhées chez les lymphatiques ; des douleurs chez toutes
par la congestion, l'inflammation succédant à ces manœuvres, ces abus ou ces excès lubriques. Stimulé, excité,
irrité même par les titillations de ces coïts frustres,
secs, le col de la matrice s'hypertrophie, se congestionne
et s'enflamme, et son engorgement, son ulcération s'en-
suivent à la longue.

Enfin le plus sûr et fréquent résultat, à la suite de toutes ces fraudes, c'est la stérilité anticipée, imprévue et quelquefois définitive et incurable. Que d'amants s'étant mariés jeunes, après avoir longtemps fraudé, désirant ensuite avoir des enfants, ont été incapables d'en procréer ! Que de parents, ayant perdu leurs premiers-nés, ont été impuissants à en engendrer d'autres ! Que de femmes, ayant eu le bonheur d'être mères, par crainte d'une nombreuse progéniture s'étant refusé le coït normal, complet, ne peuvent plus jouir ensuite de cette félicité !

« On voit souvent des amants ou des époux à la fleur de l'âge, dit le docteur Bergeret, commencer leurs relations par des fraudes, plusieurs années de suite, pour ne pas se donner charge d'enfant, et jouir, en égoïstes, du beau temps de leur jeunesse, se promettant bien d'avoir plus tard de la progéniture. Mais ils comptent sans les maladies qui viennent, à la longue de ces fraudes et parfois très sourdement, modifier ou altérer si profondément les organes de la femme que la conception n'est plus possible. »

Enfin il existe une variété de stérilité que nous appellerons physiologique.

Ainsi un homme a les organes génitaux bien conformés, un sperme abondant et fécond ; d'autre part, la femme n'a aucun vice de conformation, elle est réglée tous les mois ; il n'existe chez les deux aucune tare originelle ou acquise ; cet homme et cette femme s'unissent, les rapports se font dans de très bonnes conditions, et cependant cette union reste inféconde. Bien plus, ce même homme et cette même femme, unis à une autre femme et à un autre homme, procréent des enfants. Il existe là une cause secrète, une loi d'affinité et de répulsion entre les animalcules mâles et femelles. C'est cette loi que nous allons étudier et essayer de faire comprendre ; mais, dans ce but, il nous faut étudier de près les animalcules mâles du sperme.

Ceux-ci sont constitués par de petits êtres, que nous avons déjà nommés spermatozoïdes. Ces petits êtres se composent d'une partie plus large et un peu aplatie, qu'on nomme la tête, et d'un long appendice cylindrique appelé queue ; la queue va en s'amincissant toujours et se termine par une pointe extrêmement fine. Leur longueur totale est de 5 centièmes de millimètre. Ces petits êtres sont essentiellement mobiles, ils exécutent des mouvements assez vifs, à l'aide de leur queue, qu'ils font onduler ; ils progressent avec une vitesse de la longueur de leur corps par seconde, environ 4 à 5 millimètres par minute. Ces petits êtres sont lancés par l'acte de l'éjaculation pendant le coït dans le col de la matrice, qui s'entr'ouvre pour les absorber ; puis, par le fait de l'impulsion qui leur a été donnée, et en vertu de leur mouvement propre, ils progressent dans le col, arrivent dans la matrice, rencontrent l'ovule, c'est-à-dire l'œuf de la femme, et le pénètrent. Comme le col de la matrice mesure environ 25 millimètres, on peut calculer qu'ils mettent environ de 5 à 8 minutes pour arriver dans la matrice.

Comme on voit, l'ovule de la femme joue un rôle presque passif, tandis que les animalcules mâles jouent un rôle essentiellement actif ; ce sont eux qui vont à la rencontre du germe femelle pour le pénétrer. Or, tout ce qui tendra à augmenter la force, l'énergie de ces petits êtres, leur sera favorable et facilitera l'acte de la fécondation. Mais la plus grande de toutes ces causes est cette force vitale, qui réside dans l'acte de coït, et qui, dans l'enlacement de l'homme et de la femme, porte l'acte sexuel à son summum d'intensité et donne à ces petits êtres la plus grande vitalité. Car l'érection et l'excitation voluptueuse sont indispensables à l'acte du coït, et la frigidité ou la passivité pendant l'acte sexuel sont des obstacles à la conception. Pour qu'une copulation soit heureuse, il ne faut pas qu'elle soit indolente, dépourvue de spontanéité et accomplie « sur le mol chevet de l'indifférence », comme disait Montaigne, mais une fécondité heureuse a pour gage essentiel l'assimilation des âmes, la fusion intime du corps et de l'esprit des époux, il faut, à ce moment suprême qui doit donner la vie, que chez les conjoints toutes les facultés du corps et de l'âme soient harmoniquement élevées à leur plus grande puissance. C'est pour exalter chez les époux la force chez l'homme et le désir génésique chez la femme que nous conseillons les préparations suivantes :

1° Les époux prendront matin et soir une cuillerée à bouche de notre sirop excitant dans une tasse de thé, aux époques que nous allons indiquer plus loin, c'est-à-dire 4 jours avant, et 4 jours après les règles.

2° Avant l'acte du coït les époux feront une friction sur la région des reins avec notre liniment excitant.

3° Enfin le traitement par l'électricité est indiqué. C'est un traitement qui nous a très bien réussi chez les personnes qui ont le sens génésique diminué. Dans ce but on fera usage de notre ceinture électro-magnétique. Cette ceinture est un treillis de fils de zinc et de cuivre, mise au contact avec la peau nue, sous l'influence de la transpiration cutanée, elle devient une véritable pile, il s'y développe des petits courants électro-magnétiques, faibles il est vrai, mais continus. Cette ceinture s'applique à la hauteur des reins, c'est-à-dire à la hauteur de la moelle épinière d'où partent les nerfs qui innervent les organes de la génération. Sous l'influence de ces courants, la moelle se congestionne, il s'y fait un afflux sanguin, et cette fluxion sanguine apporte avec elle la force, la vigueur, la vie qui s'étendent ensuite aux nerfs qui président aux actes de la génération.

Par cette méthode nous avons soigné des gens qui étaient absolument atteints d'impuissance, et par le fait seul de l'application de cette ceinture nous avons vu ces mêmes personnes retrouver la virilité de leur jeunesse.

Elle s'applique aussi bien chez l'homme que chez la femme.

En parlant de notre ceinture électrique, nous dirons qu'elle nous a donné des résultats inespérés chez les femmes atteintes de tumeurs les plus anciennes. Sous l'influence des courants galvaniques ces tumeurs ont disparu complètement ; au traitement par l'électricité nous avions ajouté un traitement interne qui consistait à prendre tous les matins, au milieu du repas, dans un peut d'eau sucrée, une cuillerée à café de notre solution fondante.

« L'homme a la faculté de faire l'amour à toute saison, disait Beaumarchais, et à toute époque la femme peut être fécondée. » Cependant nous acceptons l'opinion générale qui assigne comme le moment le plus favorable les 4 jours qui précédent et les 8 jours qui suivent l'époque menstruelle. Ce fait est surabondamment démontré aujourd'hui par les milliers de statistiques établies sur la date de l'accouchement dans ses rapports avec la date de la dernière menstruation.

Quant à l'époque de l'année où il est plus convenable d'engendrer, on a fait depuis longtemps la remarque que les enfants les plus robustes sont ceux qui ont été conçus au printemps. En effet l'exubérance de forces que réveillent chez les deux sexes les émanations vivifiantes d'une nature rajeunie, ne peut que contribuer à doter richement l'être futur. Comme les différentes époques de la journée représentent en petit celles de l'année, on s'est demandé aussi s'il y a une heure génitale, c'est-à-dire un temps plus favorable à la conception. Un ancien prétendait qu'il fallait se gouverner envers le jeu des amours de manière que le soir en se couchant on dit : « Il n'est pas encore temps, » et le matin en se levant : « Il n'est plus temps. » C'est le matin que le coq coche ses poules. C'est dans ce printemps de la journée que les fleurs s'épanouissent et se fécondent. On raconte que les jésuites, voulant augmenter la population du petit Etat qu'ils avaient fondé au Paraguay, faisaient sonner la cloche chaque matin une heure avant le lever. Il est certain que les enfants conçus le matin, après un sommeil réparateur, doivent être plus vigoureux que ceux qui ont été procréés après une journée d'agitation et de fatigue.

En résumé le coït qui a uniquement en vue la conception doit être pratiqué pendant les 4 jours qui précèdent ou les

8 jours qui suivent les règles ; de préférence au printemps, le matin, et une fois par jour seulement.

Epoux, écoutez-nous, nous venons de vous indiquer différents moyens pour lutter contre les difficultés que vous pourrez rencontrer ; suivez nos conseils et nous sommes persuadé que vous arriverez au résultat tant désiré. Mais surtout ne vous découragez pas, car s'il y a des femmes qui deviennent enceintes au bout de quelques jours, il y en a qui ne le deviennent qu'après quelques mois. Persévérez, car, quand le spermatozoïde est bon, quand les difficultés sont aplanies, il n'y a plus qu'à avoir de la patience. Patience et ferveur et l'enfant viendra.

Permettez-nous cependant une dernière remarque. Comme nous vous l'avons dit, presque toujours les moyens que nous venons d'indiquer suffisent pour amener un coït fécondant, cependant il est des cas rebelles, très rares, il est vrai, mais cependant il existe des cas où il faut que le médecin intervienne directement. Il faut alors faire ce que nous appelons la Fécondation artificielle. Cette petite opération n'est ni dangereuse ni douloureuse ; elle consiste à porter la semence mâle dans la matrice pour mettre en contact immédiat la semence mâle et femelle. Voici le procédé que nous suivons : les époux ont un rapport normal, et aussitôt l'acte conjugal accompli le médecin intervient ; il aspire avec un petit instrument le liquide mâle et le porte directement dans la matrice. Par cette manœuvre les animalcules mâles et femelles sont mis en contact immédiat et la fécondation s'en suit naturellement. Comme nous le répétons, cette petite opération ou plutôt cette intervention du médecin n'est ni grave ni dangereuse, et nous engageons bien vivement à s'y prêter les personnes qui désirent avoir des enfants et qui n'auraient pas pu arriver au but par les divers procédés que nous avons indiqués. Mais il ne faudra faire cette opération qu'en dernier lieu, quand tous les autres moyens auront échoué ; elle se fait avant, mais plutôt aussitôt les règles de la femme passées.

Les époux qui auraient besoin de notre ministère et qui voudraient avoir recours à nos soins n'ont qu'à nous écrire, nous nous transporterons à leur domicile, à moins qu'ils ne préfèrent venir passer quelques jours à notre campagne.

Et vous, amis lecteurs, qui nous avez suivi au milieu de toutes les graves questions que nous venons d'étudier, si vous pensez qu'il ne soit pas inutile de vulgariser toutes ces connaissances, et d'initier les jeunes époux au grand mystère qu'ils doivent accomplir par l'acte sacro-saint du mariage, au lieu de leur parler de cet acte comme de quelque chose dont on rougit, dont on a honte de parler, nous vous demandons de vous associer à notre œuvre et de nous faire connaître à toutes les personnes qui peuvent avoir besoin de nos conseils.

TABLE DES MATIÈRES